CERTIFICATS

DES CURES MAGNÉTIQUES

DE

MADAME TOURNOIS

ET SA FILLE.

MARSEILLE.

TYPOGRAPHIE DES HOIRS FEISSAT AÎNÉ ET DEMONCHY,

INPRIMEURS DE LA VILLE ET DU COMMERCE,
rue Canebière, 19.

1841.

CERTIFICATS

DES CURES MAGNÉTIQUES

DE

Madame TOURNOIS

ET SA FILLE.

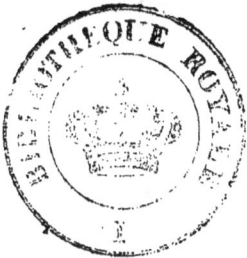

MARSEILLE.

TYPOGRAPHIE DES HOIRS FEISSAT AÎNÉ ET DEMONCHY,

IMPRIMEURS DE LA VILLE ET DU COMMERCE,

rue Cannebière, 19.

1841.

En nous déterminant à publier les certificats des Cures Magnétiques que nous avons opérées, nous ne nous sommes point dissimulé les résultats que nous devons en attendre : le mépris des uns, les sarcasmes des autres, l'incrédulité de ceux-ci, les plaisanteries de ceux-là, etc....

Mais qu'importe à l'humanité et à la science ce que quelques-uns en pourront dire!...

Ce n'est pas d'aujourdhui que le Magnétisme animal est connu, et nous n'avons pas le projet de faire ici de l'érudition bien facile, en citant les Savans et les Médecins qui en ont fait le sujet de leurs études et de leurs travaux.

Nous ne nous évertuerons pas davantage à reproduire les raisonnemens, les opinions, les définitions consignés dans vingt ouvrages.

A quoi cela serait-il bon?

Des expériences, des guérisons... Voilà, à notre avis, l'important en cette matière si sujette à controverse.

Bien que l'époque actuelle soit une époque de doute, il ne nous a pas échappé qu'elle est aussi celle des recherches.

En effet, toutes les idées, tous les systèmes anciens ou nouveaux se reproduisent en toute chose. Pourquoi donc le Magnétisme animal, qui existe depuis le deuxième siècle, ne ferait-il pas, lui aussi, un pas dans les progrès?

Des expériences récentes, auxquelles la presse a donné du retentissement, auront peut-être disposé les esprits à moins de dédain, et, par conséquent, à un examen plus attentif des phénomènes magnétiques.

Quoiqu'il en soit, notre tâche sera facile, car nous ne venons point faire de la science, nous venons seulement constater les bienfaits du magnétisme, bienfait qu'un intérêt vil et malentendu a toujours cherché à laisser dans les ténèbres.

Et, à cet égard, nous ne sollicitons pas une foi aveugle, car nous ne voulons seulement être jugés que sur nos œuvres et sur les résultats que nous aurons obtenus.

Quand nous parlerions la langue des hommes et des anges, quand nous prophétiserions et que nous aurions la foi à transporter les montagnes, sans la charité, il nous serait impossible de plaire à Dieu. Il faut être bien charitables pour se mettre en contact avec des personnes qui ont des maladies affreuses.

Nous annonçons aussi que nous guérissons sans remèdes et que nous n'endormons personne.

CERTIFICATS.

Je soussigné certifie avoir eu mal aux yeux pendant une grande partie de l'hiver dernier, et qu'ayant consulté plusieurs médecins qui n'ont pu me guérir ; au contraire, le mal empirait de jour en jour, et j'aurais infailliblement perdu la vue, lorsqu'on m'adressa Madame Tournois, très habile dans l'art de magnétiser, et, dans l'espace de trois semaines, par l'effet du magnétisme, j'ai été radicalement guéri.

Chambery, le 18 août 1836.
Signé Hector JULLIEN.

Le Directeur du 8e arrondissement de la ville de Chambéry certifie que la signature ci-dessus est bien celle d'Hector Julien.

Chambéry, le 10 septembre 1836.
Signé ANRIOUD.

Vu pour légalisation de la signature ci-dessus de M. Anrioud, dizenier du 8e arrondissement de cette ville.

Chambéry, le 12 septembre 1836.
Signé J. FOREST.
Vu pour légalisation.
L'Intendant général,
Signé AMIEL.

Chambéry, le 12 septembre 1836.
Vu pour légalisation.
Signé De St.–BONNET.

Turin, le 4 octobre 1838.
L'ambassadeur de France certifie la signature ci-dessus apposée de M. De St.–Bonnet, secrétaire d'état au département des affaires sardes.

Turin, le 5 octobre 1838.
Pour l'Ambassadeur,
Le Secrétaire d'Ambassade,
Signé Emma de GROUCHY.

Je soussigné déclare et certifie que Mlle. Désirée Tissot, ma nièce, née à Samarang, île de Java, de son aveu et de celui de ses parens, s'était fait une entorse au pied droit depuis trois ans, qu'après avoir inutilement subi un traitement dans l'Inde, elle est arrivée à Bordeaux où ses parens ont de nouveau épuisé tous les secours de la faculté et plus tard à Chambéry. Les eaux thermales d'Aix n'avaient pas eu un meilleur succès. Dans cette pénible position, les parens avaient perdu tout espoir de guérison et l'on parlait déjà de lui faire l'amputation, lorsqu'une heureuse circonstance leur fit connaître Mme. Tournois, qui, puissamment secondée par sa demoiselle, parvint, dans l'espace de trois mois, par le moyen du magnétisme animal, à faire disparaître l'enflure du pied de la malade, à lui rendre sa première vigueur, en un mot à opérer une parfaite guérison.

En foi de quoi, etc.

Chambéry, le 12 août 1836.

Signé LA CROIX.

Vu pour légalisation de la signature ci-dessus de M. LA CROIX, domicilié en cette ville.

Chambéry, le 12 septembre 1836.

Le Syndic,
Signé FOREST.

Vu pour légalisation.

Chambéry, le 12 septembre 1836. *L'Intendant Général,*

Signé AMIEL.

Vu pour légalisation.

Turin, le 17 septembre 1838.

Signé DE St.-BONNET.

L'ambassadeur de France certifie véritable la signature apposée ci-dessus de M. DE St.-BONNET.

Turin, le 5 octobre 1838.

Pour l'Ambassadeur,

Le Secrétaire d'Ambassade,

Signé EMMA DE GROUCHY.

Je soussigné, avocat, demeurant à Chambéry, atteste avec reconnaissance qu'au 11 du courant, mon fils, âgé de 12 à 13 mois, se trouvant depuis quelques jours dans une faiblesse et un abattement extrêmes, accompagnés de lamentations presque continuelles, sans qu'on eût pu connaître la cause, ni la nature de sa maladie; je fis appeler Madame Tournois, connue par ses procédés de magné- tisme animal; au moment où cette dame arriva, vers les 9 heures du soir, l'état de l'enfant avait encore beaucoup empiré, la pâleur, le froid dans dans tous ses membres, la faiblesse de son pouls, tout semblait annoncer qu'il était à sa dernière heure; dès que cette dame eut exercé ses procédés sur lui, il se trouva infiniment mieux, il reprit une douce chaleur, un teint coloré, il se remit à la ma- melle, et après un sommeil tranquille dans la nuit dudit jour, qu'elle passa auprès de lui, il fut visi- blement mieux et bientôt il s'est trouvé dans une heureuse convalescence, qui touche évidemment aujourd'hui à une guérison parfaite. Me trouvant moi-même, cinq jours après, par suite d'un coup de froid, sauvé de douleurs très-vives caractéris- tiques d'une véritable sciatique, et retunu au lit for- cément depuis plus de 48 heures, je fis de nouveau appeler cette dame, qui, au moyen de ses procédés et dans moins d'une demi-matinée, m'en a com-plétement débarrassé.

En foi de quoi, etc.

Chambéry, le 20 septembre 1836.

Signé DESARNOD.

Vu pour légalisation de la signature de l'avocat DESARNOD, domicilié en cette ville.

Chambéry, le 21 septembre 1836.

Signé FOREST.

Vu pour légalisation de la signature de M. FOREST.

Chambéry, le 21 septembre 1836.

Signé AMIEL.

Vu pour légalisation.

Turin, le 4 octobre 1838.

Signé DE St.-BONNET.

L'ambassadeur de France certifie véritable la signature apposée ci-dessus de M. DE St.-BONNET.

Turin, le 5 octobre 1838.

Pour l'Ambassadeur,
Le Secrétaire d'Ambassade,
Signé EMMA GROUCHY.

Je soussignée, Clotilde Rabattau, habitant à Chambéry, en Savoie, certifie que ma fille aînée, Mariette, souffrait depuis déjà long-temps de maux de poitrine très-douloureux, auxquels se joignait une irritation dans les intestins. Dans cet état elle eut le malheur de faire une chute par suite de laquelle elle ne pouvait plus soutenir sa tête, sans l'appui d'un bandeau ou de ses mains, ni la mouvoir sans éprouver des douleurs intolérables, en sorte que je désespérai de sa vie. J'appris alors que Mesdames Tournois mère et fille obtenaient de grands succès par l'application qu'elles fesaient du magnétisme animal; je priai ces dames de donner leurs soins à mon enfant et elles l'ont guéri radicalement en quatre séances. Au bout d'un mois Mariette avait repris l'embonpoint et la fraîcheur de la jeunesse; elle a depuis grandi et grossi considérablement en moins de six mois, et a toujours joui d'une santé parfaite depuis le traitement magnétique qui date du mois de décembre de 1835. En conséquence j'ai signé le présent pour rendre honneur à la vérité.

A Chambéry, le 8 janvier 1836.

Signé RABATTAU.

Le soussigné, dizenier du 10ᵉ arrondissement, déclare que c'est bien la signature de la dame RABATTAU qui est ci-dessus.

Chambéry, le 12 septembre 1836.

Signé TRISSAT.

Vu pour légalisation de la signature ci-dessus de M. TRISSAT, dizenier du 10ᵉ arrondissement de cette ville.

Chambéry, le 12 septembre 1836.

Signé FOREST.

Vu pour légalisation.

Chambéry, le 12 septembre 1836.

Signé AMIEL.

Vu pour légalisation.

Turin, le 4 octobre 1838.

Signé DE ST.-BONNET.

L'ambassadeur de France certifie véritable la signature apposée ci-dessus de M. DE ST.-BONNET, secrétaire d'état au département sarde.

Turin, le 5 octobre 1838.

Pour l'Ambassadeur,
Le Secrétaire d'Ambassade,
Signé EMMA DE GROUCHY.

Le soussigné certifie les faits ci-après dont il a été témoin oculaire : Madame Picolet née Vernet, épouse du chevalier Picolet, secrétaire au sénat de Savoie, avait éprouvé une maladie extrêmement grave que les médecins avaient appelée du nom de fièvre muqueuse; cette maladie, quel que soit le nom qu'on doive lui donner dans une nosographie exacte et raisonnée, avait cédé aux soins éclairés que lui avait prodigués, avec le plus grand zèle, Messieurs les docteurs Sougeou et Demeuget; mais la convalescence était difficile et donnait encore de grandes inquiétudes; la malade était privée de sommeil, ses genoux repliés ne pouvait pas s'étendre, ses pieds étaient en quelque sorte raccourcis, la malade se plaignait d'y éprouver constamment une grande sensation de froid; les mouvemens des genoux ne pouvaient pas s'opérer sans douleur, les jambes étaient d'une maigreur extrême, et l'épine dorsale était dans le plus grand état de faiblesse; ce fut alors, au printemps de 1835, que Mes. Tournois mère et fille furent appelées à employer, auprès de la malade, leurs procédés du magnétisme animal. Dès le premier jour elles rendirent à cette malade le sommeil qui fut dès lors calme et tranquille, et, par leurs soins, continués l'épine dorsale reprit sa force comme en état de santé, les genoux et les pieds se dénouèrent complétement; la malade reprit son embonpoint primitif et a fini par marcher aussi facilement qu'avant sa maladie. Voilà ce que j'ai vu et observé et ce que beaucoup d'autres personnes ont pu voir et observer comme moi. Moi-même j'étais très-incommodé à la suite de violentes coliques intestinales et d'uu ictère ou jaunisse; mon estomac ne fesait pas ses fonctions, les facultés digestives étaient en quelque sorte détruites; connaissant par expérience et pour l'avoir plus d'une fois exercé, ce que l'on appelle le magnétisme animal, je sentais que ce serait pour moi un moyen curatif, et je regrettais qu'un magnétiseur ne pût pas agir sur soi-même comme sur son semblable. Madame Tournois a bien voulu me prêter son secours et surtout me faire boire régulièrement de l'eau magnétisée ; il s'en est suivi que mon estomac s'est rétabli, que les digestions se font bien et je suis convaincu que l'usage continué de ce traitement me rendrait la santé dont j'ai pu jouir, même dans ma jeunesse. En conséquence, j'ai signé le présent.

Chambéry, le 10 septembre 1836.

Signé le Baron ANTOINE PICOLET VERMILLON.

Je soussigné, dizenier du 11me arrondissement, déclare que c'est bien la signature de M. le baron Antoine PICOLET-VERMILLON.

A Chambéry, le 12 septembre 1836.

Signé GRANGÉ.

Pour légalisation de la signature ci-dessus de M. GRANGÉ, en sa qualité de dizenier du 11e. arrondissement de cette ville.

Chambéry, le 12 septembre 1836.

Signé FOREST.

Vu pour légalisation.

Chambéry, le 12 septembre 1836.

L'Intendant-Général,

Signé AMIEL.

Vu pour légalisation.

Turin, 28 septembre 1838.

Signé de ST.-BONNET.

L'ambassadeur de France certifie véritable la signature apposée ci-dessus de M. de St-Bonnet, secrétaire d'état au département sarde.

Turin, le 5 octobre 1838.

Pour l'Ambassadeur, le Secrétaire d'ambassade,

Signé EMMA DE GROUCHY.

Je soussigné Antoine Mudry, né à Thonon, province de Chablais, duché de Savoie, certifie que depuis l'âge de 8 ans environ, j'étais devenu sujet à des attaques d'épilepsie qui se renouvelaient souvent et ordinairement trois fois au moins par semaine. J'étais pavenu à l'âge de 24 ans, j'avais reçu pendant six ans les soins de M. le docteur Cohendet, de Genève, sans en éprouver de soulagement et sans que les attaques fussent devenues moins fréquentes; j'étais dans la plus déplorable situation quand M. le Marquis de St-Sevrin m'adressa à Madame Angélique Tournois, née Joguet. Je me rendis auprès de cette dame qui, de concert avec Mlle. Sophie Tournois, sa fille, employa aussitôt le magnétisme animal; ces dames me magnétisèrent de concert pendant deux heures et me firent boire trois verres d'eau magnétisée. En arrivant chez ces dames je sentais que j'allais tomber et je le leur dis, mais l'action magnétique empêcha l'attaque qui n'eut pas lieu et je me retirai guéri; ces dames m'avaient recommandé de retourner auprès d'elles si je venais à éprouver un nouvel accident, mais heureusement il ne survint pas, sauf qu'un mois après étant à Thonon, je subis une attaque plus longue que les précédentes, mais sans convulsions et autres accidens ordinaires dans la maladie dont j'étais affligé; depuis ce moment je n'ai plus rien éprouvé et je dois me considérer comme absolument guéri et cela après une seule séance magnétique. Un an s'est écoulé depuis le traitement qui, en tout, a duré deux heures et en une seule fois. J'ai donc cru devoir témoigner toute ma reconnaissance à Madame Tournois, pour la charité vraiment chrétienne qu'elle a manifesté à mon égard, cette reconnaissance étant d'ailleurs la seule manière dont il me soit possible de m'acquitter envers elle, et j'ai signé le présent pour rendre hommage à la vérité.

A Chambéry, le 18 mai 1836.

> Signés BOUGUE ; certifié véritable, Antoine MADRY ; certifié véritable, Louis COURT ; certifié véritable, Antoine PUGET.

Le soussigné déclare connaître depuis plusieurs années le jeune homme en question, qu'il l'a toujours connu pour être sujet à des attaques d'épilepsie, qu'il n'a que de louables témoignages à apporter sur sa conduite et son honnêteté.

> Signé WAUDELLE,
>
> *Préfet chez les Romaines.*

Vu pour la légalisation de la signature de M. WAUDELLE, préfet de notre pensionnat. Signé TELLIET, recteur.

Vu pour légalisation de la signature ci-dessus de M. TELLIER, recteur du collége des Réverends pères jésuites.

Chambéry, le 12 septembre 1836.

> Signé FOREST.
>
> Vu pour légalisation.
>
> Signé AMIAL.

Chambéry, le 12 septembre 1836.

> Vu pour légalisation.
>
> Signé DE St.—BONNET.

Turin, le 28 septembre 1838.

L'ambassadeur de France certifie véritable la signature apposée d'autre part de M. de St.-BONNET.

Turin, le 5 octobre 1838.

> *Le Secrétaire d'Ambassade,*
>
> Signé EMMA DE GROUCHY.

Je soussigné Charles, fils de vivant Étienne Rougue, autorisé par mondit père, en vertu de procu-
ration, certifie et atteste que Madame Angélique
Tournois, dans le courant de l'automne dernière,
a radicalement guéri, au secours de l'art magnétique, ma mère, d'une maladie dont les symptô-
mes étaient alarmans et paraisssaient ne présenter
que peu de chances de guérison.

J'atteste en outre que, dans le courant du printemps dernier, mon père ayant été surpris d'une
violente attaque qui paraissait être de paralysie,
ladite dame Tournois l'a radicalement guéri et mis
en état de marcher au bout de huit jours, ce qui,
aux yeux de tous, paraissait contre toute attente.

C'est pourquoi, afin de rendre hommage à la
vérité, jai fait et signé la présente attestation.

Chambéry, le 23 août 1836.

Signé ROUGUE.

Vu pour légalisation de la signature de M. Rougue, par
nous lieutenant juge du mandement de Chambéry.

Chambéry, le 23 août 1836.

Signé VINCENTI.

Vu pour légalisation de la signature de Vincenti. lieutenant juge, par nous Claude Guillermini, préfet, sénateur.

Chambéry, le 10 septembre 1836.

Signé GUILLERMINI.

Vu pour légalisation.

Turin, le 28 septembre 1838.

Signé de St.-BONNET.

L'ambassadeur de France certifie véritable la signature
apposée ci-dessus de M. de St.-Bonnet.

Turin, le 5 octobre 1838.

Pour l'Ambassadeur,
Le Secrétaire d'Ambassade,
Signé Emma de GROUCHY.

Je soussigné François Marterey, libraire, place Saint-Léger, à Chambéry, certifie et atteste que ma femme, à la suite d'un accouchement en 1835, a été atteinte d'une métrille qui la privait de l'usage de ses jambes et qui la tenait dans les souffrances les plus vives ; cet état de choses durait depuis près de six mois, malgré les soins et les prescriptions; de divers médecins, elle empirait chaque jour, elle était parvenue à une maigreur épouvantable et sans pouvoir se remuer ; on désespérait de sa guérison, lorsque Madame Tournois la vit ; à la première fois que cette dame la magnétisa elle a éprouvé un mieux bien prononcé : les jambes qu'elle tenait retirées comme un crochet, et dont elle ne pouvait pas même supporter le poids, ont pu s'étendre, elle a pu de suite s'appuyer et marcher à l'étonnement de tout le voisinage ; enfin, à la deuxième et troisième fois qu'elle a été magnétisée, le succès a été de plus en plus complet et il n'y a point eu de rechutes ; elle a repris son embonpoint et est depuis lors mieux portante que jamais. Je dois à la reconnaissance et à la vérité la présente déclaration que, en foi de laquelle, j'ai signée pour servir et valoir ce qu'il appartiendra.

Chambéry, le 15 juin 1836.

Signé MARLEREY.

Le dizenier du 10ᵉ arrondissement de cette ville déclare que c'est bien la signature de M. MARLEREY.

Chambéry, le 10 septembre 1836.

Signé TISSAT.

Vu pour légalisation de la signature ci-dessus de M. TISSAT, dizenier du 10ᵉ arrondissement de cette ville.

Chambéry, le 12 septembre 1836.

Signé FOREST.

Vu pour légalisation.

Chambéry, le 12 septembre 1836.

Signé AMIEL.

Vu pour légalisation.

Turin, le 4 octobre 1838.

Signé DE St.-BONNET.

L'ambassadeur de France certifie véritable la signature apposée ci-dessus de M. DE St.-BONNET.

Turin, le 5 octobre 1838.   Pour l'Ambassadeur,

Le Secrétaire d'Ambassade,

Signé EMMA DE GROUCHY.

Je soussigné atteste et déclare que ma mère étant malade depuis environ sept ans, ayant une inflammation dans l'épine dorsale et dans le ventricule, étant sujette à des attaques qui paraissaient être de paralysie qui la laissaient sans connaissance, même pendant 48 heures, elle avait des engagemens dans tous les grands vaisseaux et une palpitation de cœur continuelle. La faculté de médecine a fait ce qu'elle a su de convenable, sans avoir obtenu aucun succès, quand j'ai fait appeler Madame Tournois, elle commençait à avoir les mains et la figure enflées, ne pouvant ni marcher ni dormir; cette dame, par le moyen du magnétisme animal, me l'a radicalement guérie; elle était de plus paralytique du bras gauche. En foi de quoi, j'ai signé le présent pour lui servir et valoir ce que de droit.

Turin, le 13 janvier 1838.

Signé JOSEPH BERTONE FILS,

demeurant rue de la Palme, n. 12, au 3me. étage.

Vu pour légalisation de la signature BERTONE, ci-dessus.

Turin, 13 janvier 1838.

Signé BOSCO, DE RUSTINO.

Vu pour légalisation.

Turin, le 4 octobre 1838.

Signé DE St.-BONNET.

L'ambassadeur de France certifie véritable la signature apposée ci-dessus de M. de St.-BONNET, secrétaire d'état.

Turin, le 5 octobre 1838.

Pour l'Ambassadeur,

Le Secrétaire d'Ambassade,

Signé EMMA DE GROUCHY.

Je soussigné Jacques Viasso, vitrier et miroitier, demeurant à Turin, rue du Coq, déclare et atteste avec la plus vive reconnaissance, qu'au mois de mai dernier, Madame Tournois ayant été appelée chez moi à cause des infirmités dont j'étais travaillé aux genoux depuis douze années, que les médecins me traitent sans succès, mes genoux étant enflés, raides, je ne pouvais les dénouer, ni étendre les jambes; elle m'a fait boire de l'eau magnétisée et après 15 séances magnétiques je me suis trouvé parfaitement guéri, avec l'usage parfait de mes jambes qui ont acquis la même vigueur qu'aux autres; j'avais aussi une main atteinte de la goutte, ma figure s'enflait; les médecins avaient attribué cette maladie au mercure dont je suis obligé de me servir dans mon état; cette officieuse dame m'a fait cracher le mercure par le moyen de l'eau magnétisée qui m'a quelquefois servi de purgatif, et j'ai été guéri. En foi de quoi je lui ai délivré le présent pour lui valoir ce que de droit.

Turin, le 10 juin 1837.

Signé Giacomo VIASSO.

Vu pour légalisation de la signature Giacomo VIASSO. Turin, le 10 juin 1837.

Signé ROBILANT, Syndic.

Vu pour légalisation.

Turin, le 4 octobre 1838.

Signé De St.—BONNET.

L'ambassadeur de France certifie véritable la signature apposée ci-dessus de M. de St.—Bonnet, secrétaire d'état. Turin, le 5 octobre 1838.

Pour l'Ambasadeur,
Le secrétaire d'Ambassade,
Signé Emma de GROUCHY.

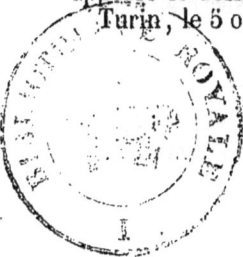

Je soussigné déclare et atteste que ma femme, étant malade depuis sept ans, avait une inflammation de ventricule de foie et de poumons, des attaques de nerfs terribles et une grande faiblesse dans l'épine dorsale, qui lui produisait aussi une inflammation dans la tête, au point qu'elle ne pouvait ni digérer, ni dormir. La Faculté de Médecine ayant fait tout son possible pour la tirer de cette pénible position, n'a jamais pu obtenir aucun succès, lorsque j'ai fait appeler Madame Tournois, qui, après 20 séances magnétiques, me l'a parfaitement guérie, avec le simple remède de l'eau magnétisée.

En foi de quoi et pour rendre hommage à la vérité, je lui ai délivré le présent certificat, pour lui servir en cas de besoin et comme de droit.

Fait à Turin, le 22 septembre 1837.

Signé AUGÉLA CAVEGTIA.

Vu pour légalisation de la signature Augéla CAVEGTIA.

Turin, le 22 septembre 1837.

Signé ROBILANT, Syndic.

Vu pour légalisation.

Turin, le 4 octobre 1838.

Signé DE St—BONNET.

L'ambassadeur de France certifie véritable la signature apposée ci-dessus de M. De St.—BONNET, secrétaire d'état.

Turin, le 5 octobre 1838.

Pour l'Ambassadeur,
Le Secrétaire d'Ambassade,
Signé EMMA DE GROUCHY.

Je soussigné déclare et atteste pour être la pure et sincère vérité qu'en 1834, au 4 du mois d'août, ma femme ayant été affligée d'un rhumatisme, il il lui était resté une douleur au bras qui lui fesait souffrir des maux aigus. Madame Tournois ayant exercé sur elle l'art magnétique et pendant une seule séance, elle fut radicalement guérie.

En foi de quoi je certifie pour rendre hommage à la vérité et ai signé.

Turin, le 29 novembre 1836.

Je déclare, en outre, que ma femme avait un point au côté et que ladite dame Tournois, au moyen de ses procédés magnétiques, lui a enlevé la douleur en un instant, c'était le 10 du courant.

Turin, le 30 novembre 1836.

Signé PIERRE-MARIE PERRIN.

Visé pour légalisation de la signature de Pierre-Marie.
Turin, le 1er. octobre 1836.

Signé RUSTINO, Syndic.

Vu pour légalisation.

Turin, le 4 octobre 1838.

Signé de St.–BONNET.

L'Ambassadeur de France certifie véritable la signature apposée ci–dessus de M. de ST.-BONNET, secrétaire.

Turin, le 5 octobre 1838.

Pour l'Ambassadeur,
Le Secrétaire d'Ambassade,
Signé EMMA DE GROUCHY.

Je soussigné Barthélemy Emé, miroitier et vitrier, demeurant à Turin, rue du Coq, atteste avec gratitude qu'étant atteint de varices qui portaient le sang à une jambe qui s'enflait considérablement et sur laquelle je ne pouvais m'appuyer tant elle était faible, et ayant beaucoup de mercure dans le corps, parce que je le distille pour mon état, madame Tournois au bout de huit séances magnétiques et avec l'eau magnétisée me fit vomir le mercure, ma jambe se trouva bientôt sans enflure et aussi forte que l'autre; j'ajouterai que lorsque cette dame s'approchait de moi, ma tête semblait se séparer de mon corps par les mouvemens extraordinaires auxquels elle était sujette, et tous mes membres tremblaient. Je suis parfaitement guéri.

En foi de quoi je lui ai délivré le présent pour lui servir à ce que de besoin.

Fait à Turin le 10 juin 1837.

Signé Barthélemy EMÉ.

Vu pour légalisation de la signature.

Signé Barthélemy EMÉ.

Turin, le 10 juin 1837.

Signé ROBILANT, Syndic.

Vu pour légalisation.

Turin, le 4 octobre 1838.

Signé De St.-BONNET.

L'Ambassadeur de France certifie véritable la signature apposée ci-dessus de M. De St.-Bonnet, secrétaire d'Etat.

Turin, le 5 octobre 1838.

Pour l'Ambassadeur,
Le Secrétaire d'Ambassade,

Signé Emma de GROUCHY.

Je soussigné, certifie et atteste avoir eu une fistule à l'œil gauche qui y était depuis 17 ans, et un principe de polype dans la narine gauche qui m'empêchait la respiration et tout écoulement par le nez ; j'avais aussi un coup de boule à la tête depuis 9 ans et je souffrais parfois des douleurs affreuses. Après avoir consulté quantité de médecins, chirurgiens, entr'autres un des plus habiles de la ville m'a voulu faire l'opération, en me mettant un fer par le nez. Ne m'étant pas senti le courage de supporter cette opération, mon œil gauche commençant à perdre de sa vitalité et n'y voyant plus que comme à travers une gaze, le désespoir de mes souffrances me fit aller chez madame Tournois qui m'a magnétisé environ une heure ; je m'y suis trouvée mal ensuite du magnétisme, j'ai eu une fièvre violente pendant 24 heures, ma figure a enflé jusqu'au dessous de la mâchoire, de sorte qu'on ne voyait plus l'œil ; cette dame a continué de me magnétiser tous les jours et les douleurs de la tête ont cessé au bout de deux jours ; au bout de quatre, le dépôt qu'il paraît que j'avais dans la tête a percé au dessous de l'œil d'où il est sorti considérablement de la matière, et au bout d'un mois la plaie s'est cicatrisée. Je n'ai plus ni fistule, ni polype, ni mal de tête, ni aucune marque de la cicatrice. J'ai bu tous les jours environ 4 bouteilles de l'eau magnétisée et je mettais tous les soirs mon œil dans un verre d'eau magnétisée, ce qui a fait disparaître la gaze qui me fatiguait et j'y vois en ce moment de cet œil là comme de l'autre.

Je suis devenue depuis le traitement plus grasse et plus fraîche et mieux portante, je n'ai plus senti aucunes espèces d'inflamations auxquelles j'étais sujette.

En foi de quoi je lui ai délivré le présent pour rendre hommage à la vérité, et pour lui servir ce que de droit.

Turin, le 17 août 1838.

Signée MARIA BOCA

Vu pour légalisation de la signature.

Signée MARIA BOCA.

Turin, le 18 août 1838.

Signé RUSTINO, syndic.

Vu pour légalisation.

Turin, le 28 septembre 1838.

Signé DE ST.—BONNET.

L'Ambassadeur de France certifie véritable la signature de M. de ST.-BONNET, secrétaire d'Etat.

Turin, le 5 octobre 1838,

Pour l'Ambassadeur ,

Le Secrétaire d'Ambassade,

Signé EMMA DE GROUCHY.

Je soussigné Michel Bonaviso, ouvrier vitrier, demeurant à Turin, ai l'honneur d'attester à tous ceux à qui il appartiendra que me trouvant sourd d'une oreille dès ma naissance, j'étais devenu sourd depuis long-temps de l'autre. Madame Tournois m'ayant magnétisé pendant 2 séances et ayant bu de l'eau magnétisée jusqu'à trois pintes par jour, je suis parfaitement guéri de l'oreille qui n'était pas sourde de naissance.

En foi de quoi je lui ai délivré le présent pour lui valoir ce que de droit.

Turin, le 10 juin 1837.

Signé MICHEL BONAVISO.

Vu pour légalisation de la signature.

Signé MICHEL BONAVISO.

Turin, le 10 juin 1837.

Signé CHIAVARIN, Syndic.

Vu pour légalisation.

Turin, le 4 octobre 1838.

Signé DE ST.-BONNET.

L'Ambassadeur de France certifie véritable la signature apposée ci-dessus de M. DE ST.-BONNET, secrétaire d'Etat.

Turin, le 5 octobre 1838.

Pour l'Ambassadeur,

Le Secrétaire d'Ambassade,

Signé EMMA DE GROUCHY.

Je soussigné déclare que le 26 du mois de septembre 1836, m'étant laissé tomber un fer sur le pied qui m'a tellement meurtrie, que je ne pouvais supporter les douleurs aiguës que je souffrais, ni même marcher, lorsque Mme. Tournois est venue chez moi pour me demander l'adresse d'une dame de ma connaissance, elle s'informa de la cause de mes souffrances, je lui raconte mon accident, elle me propose d'exercer sur moi le magnétisme animal, elle m'a magnétisée environ un quart d'heure et j'ai pu me lever ensuite et marcher commodément et depuis ce jour je n'ai plus senti aucune douleur, je me suis trouvée parfaitement guérie.

Que le 30 du présent mois d'octobre, ayant voulu soulever un poids trop fort, j'ai éprouvé un mal de reins insupportable qui ne me laissait pas la faculté de me dresser ni de me coucher, j'ai fait appeler de nouveau cette dame qui a exercé sur moi le même procédé et sur-le-champ me sentant soulagée, je repris l'usage de mes facultés ordinaires.

En foi de quoi je lui ai délivré le présent pour rendre hommage à la vérité et pour tout ce dont elle aura besoin de droit.

Turin, le 30 octobre 1836.

Signée Julia BENEDETTI.

Vu pour légalisation de la signature Julia BENEDETTI.

Turin, le 2 novembre 1836.

Signé HARRISE, Syndic.

Vu pour légalisation.

Turin, le 4 octobre 1838.

Signé DE St.-BONNET.

L'ambassadeur de France certifie véritable la signature apposée ci-dessus de M. de St.-BONNET, secrétaire d'état.

Turin, le 5 octobre 1838.

Pour l'Ambassadeur,
Le Secrétaire d'Ambassade,
Signé Emma DE GROUCHY.

Je soussigné Martini, maitre cordonnier, demeurant rue des Corroyeurs, à Turin, atteste que ma femme étant malade depuis une douzaine d'années, avait inutilement reçu tous les secours de la médecine. Les médecins qui la visitèrent la jugèrent attaquée de la poitrine, et dans une maladie incurable à cause d'une inflammation d'utère, elle ne pouvait plus rien digérer et souffrait cruellement, ne pouvant ni manger ni dormir; madame Tournois, après 40 séances magnétiques et au moyen de l'eau magnétisée, l'a guérie radicalement; elle se trouve actuellement bien rétablie, digérant et dormant bien, ayant acquis beaucoup de forces, car elle se trouvait auparavant d'une faiblesse extrême.

En foi de quoi je lui ai délivré le présent certificat pour lui valoir ce que de droit.

Turin, le 10 juin 1837.

Signé PIERRE MARTINI.

Vu pour légalisation de la signature.

Signé PIERRE MARTINI.

Turin, le 10 juin 1837.

Signé DE RABILANT, syndic.

Vu pour légalisation.

Turin, le 4 octobre 1838.

Signé DE ST.-BONNET.

L'Ambassadeur de France certifie véritable la signature de M. DE ST.-BONNET, secrétaire d'Etat.

Turin, le 5 octobre 1838.

Pour l'Ambassadeur,

Le Secrétaire d'Ambassade,

Signé EMMA DE GROUCHY.

Je soussigné maître boulanger, demeurant rue de l'Hôpital, à Turin, atteste et certifie que j'avais une demoiselle âgée de 6 à 7 ans, qui avait souffert beaucoup en nourrice, elle était remplie de glandes et avait un engorgement au cou ; elle avait beaucoup souffert des reins. Madame Tournois me l'a guérie au moyen du magnétisme animal en trois séances et lui ayant fait avaler quelques carafes d'eau magnétisée qui la firent vomir considérablement ; elle fut prise d'un sommeil qui lui dura 24 heures sans s'éveiller à la suite duquel elle se trouva parfaitement guérie.

En foi de quoi je lui ai délivré le présent pour lui servir ce que de droit.

Turin, le 15 juin 1837.

Singé Gioanni FORNELLO.

Vu pour légalisation de la signature Gioanni FORNELLO. Turin, le 16 juin 1837.

Signé Gioanni FORNELLO.

Turin, le 16 juin 1838.

Signé CHIAVARI, Syndic.

Vu pour légalisation.

Turin, le 4 octobre 1838.

Signé De St.–BONNET.

L'Ambassadeur de France certifie véritable la signature apposée ci-dessus de M. de St.–Bonnet.

Turin, le 5 octobre 1838.

Pour l'Ambassadeur,
Le Secrétaire d'Ambassade,
Signé Emma de GROUCHY.

Je soussigné déclare que mon épouse étant malade depuis très–long–temps d'une descente, inflammation et paralysie de matrice, ayant une épaule plus grosse que l'autre depuis son bas-âge la faculté de médecine ayant fait tout ce qu'elle a pu sans succès. Madame Tournois me l'a radicalement guérie par le moyen du magnétisme animal.

En foi de quoi, je lui ai délivré le présent pour lui servir à ce que de besoin.

Turin, 13 juin 1838.

Signé Antoine GARSOLINO.

Vu pour la légalisation de la signature d'Antoine Garsolino.

Turin, le 13 juin 1838.

Signé BOSCO, de RUSTINO.

Vu pour légalisation.

Turin, le 4 octobre 1838.

Signé De St.-BONNET.

L'Ambassadeur de France certifie véritable la signature apposée ci-dessus de M. de St.-Bonnet, secrétaire d'état au département sarde.

Turin, le 5 octobre 1838.

Pour l'Ambassadeur,
Le Secrétaire d'Ambassade,
Signé Emma de GROUCHY.

Je soussigné déclare et atteste que ma cuisinière Anne Pellerino ayant les voies ordinaires du sang interceptées par une imprudence d'avoir mis les pieds dans l'eau, dans un moment critique, elle devint bien malade avec une fièvre ardente, ayant perdu le sommeil, l'appétit et ses couleurs naturelles; elle avait une fièvre ardente, elle ne pouvait plus se soutenir lorsque Madame Tournois l'a magnétisée dans une seule séance, lui a fait boire pendant quelques jours de l'eau magnétisée, l'a radicalement guérie; elle est devenue d'une belle fraîcheur et colorée comme auparavant et parfaitement rétablie, et aujourd'hui tout se trouve en équilibre chez elle.

Fait à Turin, le 22 septembre 1837, et délivré pour servir à ce que de besoin et de droit, et pour rendre hommage à la vérité.

Signés Francesso CAVEGLIA, Angela CAVEGLIA.

Vu pour légalisation des signatures Francesso CAVEGLIA et Angela CAVEGLIA.

Turin, le 22 septembre 1837.

Signé ROBILANT, Syndic.

Vu pour légalisation.

Turin, le 4 octobre 1838.

Signé DE St.–BONNET.

L'Ambassadeur de France certifie véritable la signature de M. de St.–BONNET, secrétaire d'état

Pour l'Ambassadeur,

Le Secrétaire d'Ambassade,

Signé EMMA DE GROUCHY.

Je soussigné déclare et certifie qu'en 1834 , mon épouse étant affligée d'un mal de jambe depuis 18 mois , il s'y était formé six plaies. Mme. Tournois a exercé son art magnétique sur elle pendant quatre séances et elle a été radicalement guérie au bout de huit jours sans que dans la suite elle eût ressenti aucun mal ;

Que Mlle. Marianne , ma fille cadette , ayant des engorgemens dans le grand vaisseau, a été magnétisée par la même dame et a été comme sa mère radicalement guérie ; cela se passait du 20 au 26 juin 1834, à Turin,

En foi de quoi j'ai déclaré le présent pour rendre hommage à la vérité , et pour lui servir ce que de droit.

Turin , le 30 octobre 1836.

Je déclare, en outre, que dans le courant du mois d'octobre 1836 , Mme. Tournois à magnétisé Mlle. Marianne , ma fille , qui avait les pâles couleurs , elle est devenue fraîche et grasse comme elle n'avait jamais été.

Signé PASCAL MELCHIOR.

Vu pour légalisation de la signature Pascal MELCHIOR.

Turin , le 1er. décembre 1836.

Signé LARISSÉ.

Vu pour légalisation.

Turin , le 4 octobre 1838.

Signé DE ST.–BONNET.

L'Ambassadeur de France certifie véritable la signature de M. de St.-BONNET , sécrétaire d'état.

Turin , le 5 octobre 1838.

Pour l'Ambassadeur,
Le Secrétaire d'Ambassade ,

Signé EMMA DE GROUCHY.

Madame Tournois ,

D'après la lettre ci-incluse du vicario le marquis de Cavour , vous verrez que je suis encore votre débiteur de 10 francs ; qui , avec les 50 francs que j'ai déjà eu le plaisir de vous faire remettre il y a quelques temps , forment le montant de 60 francs , prix de douze séances , à 5 francs chacune , prix très juste et raisonnable. Ci-joint vous recevrez donc cette somme et par là je serai tout-à-fait quitte envers vous pour ces douze visites magnétiques.

J'ai l'honneur de vous saluer et me dire votre tout dévoué.

Signé Charles del CARITTO , marquis
de MOURIVELLO.

Turin , le 7 avril 1837.

Vu pour légalisation de la signature du marquis de Mourivello.

Turin , le 5 octobre 1838.

Signé de St.-BONNET.

Monsieur le Marquis ,

J'ai l'honneur de vous renvoyer la lettre de Madame Tournois, que vous avez voulu me communiquer.

Le magnétisme n'est pas plus admis chez nous que le somnambulisme, mais comme il a été reconnu que rien de fâcheux ne peut résulter de ces prétendues facultés , le gouvernement n'a pas jugé devoir s'y opposer , et d'après les intelligences tenues à cet égard avec le chef du proto-médicat, j'ai fermé les yeux sur le magnétisme de Madame Tournois; elle peut , sans contredit, mettre à ses séances le prix qu'elle juge convenable , si toutefois elle l'annonce préalablement; mais comme jusqu'à présent elle a protesté vouloir s'en remettre à la discrétion des personnes qui ont voulu faire l'essai du magnétisme, en lui accordant leur confiance, cinq francs par séance est certainement une rétribution plus que convenable, et ni mon office ni celui du proto–médical ne pouvait en fixer une majeure, il n'y a pas de précédens convenus.

Vous pouvez, M. le Marquis, si vous le jugez convenable, communiquer cette lettre à Madame Tournois. Elle pourra d'hors en avant connaître qu'elle doit faire un prix avant d'entreprendre une cure.

J'ai dû, malgré moi, tarder de vous répondre, par suite des nombreuses occupations qui m'ont absorbé tous ces jours; veuillez en recevoir mes excuses.

Recevez l'hommage de toute mon estime et de mon bien sincère attachement.

Signé Henri DÉMOULY.

Turin, le 13 avril 1837.

Vu pour légalisation.

Turin, le 5 octobre 1838.

Signé de St.-BONNET.

Je soussigné certifie et atteste d'avoir eu un dé–pôt sur le côté gauche, occasioné par un coup de poing depuis six années, et depuis 17 ans avoir eu un grand mal de tête. La faculté de médecine de Paris m'a traité pour poitrinaire et quand j'ai eu épuisé la ressource de la faculté et de ma fortune, on m'a envoyé à Marseille, on m'a traité pour avoir les os cariés et que je n'en pouvais plus guérir. Je vins à Nice et j'ai entendu parler de Mme. et Mlle. Tournois qui faisaient quelques cures merveilleuses, je me suis adressé à ces dames, ayant été magné–tisé 15 jours, il m'a sorti environ une pinte d'eau par le nez; ces dames ont dit que ces maux de tête étaient occasionés par une hydropisie de cerveau, et dans un mois j'ai été guéri radicalement et j'ai été traité le mois d'octobre 1840, témoin Hector Fabre.

Nice , le 19 juillet 1841.

Signé Emmanuel PINOTTI.

Vu pour authenticité de la signature ci-dessus du sieur Emmanuel Pinotti , fabricant de tabatières , et demeurant au Faubourg.

Donné au Palais de Ville , ce 20 juillet 1841.

Le Premier Consul de la Ville ,

Signé de St.—ETIENNE.

Je soussigné Barniol, notaire et maire à Cannes (Var) , certifie que Marie Brozi , cuisinière au service de ma maison, atteinte d'une toux qui la fatiguait depuis plusieurs mois , se trouve beaucoup mieux et à peu près bien depuis qu'elle boit quelques caraffes d'eau pure magnétisée par Mme. Tournois. Je certifie de plus qu'elle n'a fait usage d'aucun remède.

A Cannes , le 16 décembre 1839.

Signé BARNIOL.

Je soussigné Marie Imbert, épouse de M. Soulages, entrepreneur de travaux publics, habitante à Saint-Philibert de Bonaine , canton de Rocheservière , département de la Vendée , certifie et atteste que j'ai été dangereusement malade et très souffrante pendant très long-temps du mal de tête, ayant fait tous les remèdes que la faculté de médecine m'avait ordonnés sans pouvoir obtenir aucun résultat. Dans le courant du mois de mai dernier, étant à Chambéry , duché de Savoie , je me suis adressée à Mme. et Mlle. Tournois , qui m'ont parfaitement guérie par le moyen du magnétisme.

En foi de quoi, je leur ai délivré le présent pour leur servir ainsi que de droit.

A Saint-Philibert, de Bonaine, le 30 janvier 1836.

Signé SOULAGES, née IMBERT.

Vu pour légalisation de la signature de Mme. IMBERT, épouse SOULAGES, entrepreneur de travaux publics, demeurant en cette commune.

A Saint-Philibert de Bonaine, le 13 mars 1836.

Le Maire,
Signé F. HILLÉRAU.

Le soussigné Pierre Ardisson, né à Cannes, a l'honneur d'exposer que depuis plus d'un mois souffrait horriblement des yeux, au point que j'avais perdu la vue, après avoir inutilement subi un traitement à Toulon ; je suis arrivé en cettedite ville de Cannes dans cette pénible position, lorsque une heureuse circonstance me fit rencontrer Mlle. Marie-Sophie Tournois, native de Paris ; elle est parvenue dans l'espace de 15 jours, par le moyen du magnétisme animal à faire disparaître les rougeurs des yeux, en un mot, opérer une parfaite guérison.

En foi de quoi j'ai délivré le présent certificat.

Cannes, le 20 novembre 1839.

Signé PIERRE ARDISSON.

Nous certifions sincère et véritable le contenu ci-dessus.

Signés TEISSIER ET PIERRE MAILLAU.

Nous, maire de la ville de Cannes, arrondissement de Grasse (Var), certifions que les signatures apposées au certificat d'autre part, André TEISSIER, tonnelier, et MAILLAU, boulanger, bien celle du sieur Pierre ARDISSON sont telles et que foi doit y être ajoutée.

Cannes, le 20 novembre 1839.

Le Maire,
Signé BOMIER.

3

Je soussigné Jean Grini, directeur du théâtre de la ville de Nice, certifie que mon épouse se trouvant atteinte depuis 4 ans de la maladie dite *épilepsie*, j'avais recouru à tous les remèdes qui m'avaient été indiqués par les médecins, pour faire cesser le mal ou rendre les attaques moins fréquentes. Jusqu'à présent tout avait été inutile, et ayant appris qu'il se trouvait dans cette ville Mme. Tournois qui, par le moyen du magnétisme animal, faisait des cures étonnantes sur différentes maladies, je la consultai sur celle de mon épouse, et par ses soins et par les remèdes qu'elle appliqua et qui consistait en un breuvage d'eau pure, elle fit disparaître, en deux séances seulement, cette maladie cruelle. Je dois donc à Mme. Tournois le bienfait de voir jouir mon épouse d'une santé parfaite et d'avoir mis fin à des souffrances qu'elle éprouvait souvent, et que toutes les ressources de la faculté de médecine n'avaient pu calmer.

En foi de quoi je lui ai délivré le présent certificat pour rendre hommage à la vérité et lui servir ce que de besoin.

Nice, le 14 avril 1840.

Signé Gio GRINI.

Vu pour authenticité de la signature ci-dessus apposée, en notre présence, à l'Hôtel de Ville, ce 15 avril 1840.

Le premier Consul de la Ville de Nice,

Signé D'ACHIARDI.

Vu pour légalisation de la signature Achiardi, premier consul.

Par l'Intendant Général,
Signé SANTI.

Je soussigné Joseph Sauvet certifie et atteste que Mme. Angélique Tournois a, dans le courant de l'hiver, radicalement guéri, au secours de l'art magnétique animal, ma femme qui était paralysée depuis deux ans et mise en état de marcher librement dans 30 jours, ce qui paraissait contre toute attente.

C'est pourquoi, afin de rendre hommage à la vérité, j'ai fait et signé la présente attestation.

Nice, le 4 avril 1840.

Signé SAUVET.

Témoins : Signés MEDECIN et BRONDEL.

Vu pour authenticité de la signature ci-dessus du sieur SAUVET.

Au Palais de Ville, le 30 avril 1840.

Le Premier Consul de Ville,

Signé D'ACHIARDI.

Vu pour légalisation de la signature ACHIARDI, premier consul.

Nice, le 30 avril 1840.

Signé SANTI.

Je soussigné de la ville d'Avignon (Vaucluse), ex-receveur aux déclarations au bureau principal des douanes de Saint-Laurent du Var, admis à la retraite, à dater du 1er. juillet 1837, de passage en cette ville, certifie que mon fils Désiré, par suite de fièvres tierces qui ne cédèrent qu'après trois années, aux remèdes employés pour les faire cesser, fut atteint d'un anévrisme au cœur et d'une hydropisie qui menaçaient ses jours et contre lesquels tous les secours de la médecine avaient été jusqu'alors impuissans. Dans cette fâcheuse position, je m'adressai à Madame Tournois, actuellement de résidence en cette ville, dont j'avais ouï parler avec avantage à cause de différentes cures qu'elle avait opérées sur des malades, et de concert avec sa demoiselle, elle employa le magnétisme animal sur mon fils qui, après dix jours de soins et de remèdes qui consistaient seulement en un breuvage d'eau pure, fut débarrassé de son anévrisme et de son hydropisie.

J'ajouterai qu'aujourd'hui il a entièrement re-
couvré ses forces et sa santé.

Le présent certificat délivré pour rendre hommage à la vérité et pour servir à ce que de besoin.

Nice, le 5 février 1840.

Signé DE BASSET-VELAUX.

Vu pour légalisation de la signature ci-dessus de M. de
BASSET-VELAUX, apposée en notre présence.

Nice, le 14 avril 1840.

Pour le consul de France en congé,
Le vice-consul, chancelier, gérant le Consulat,
Signé BORY.

Je soussigné déclare que j'étais atteint d'une
cataracte dont j'avais perdu la vue de l'œil droit et
bien peu pour me conduire du gauche; ayant entendu parler de Mme. Tournois qui fesait des cures
merveilleuses par le moyen du magnétisme animal,
ayant déjà essayé pendant trois mois l'homéopathie
sans aucun succès et consulté plusieurs médecins
qui m'ont dit que ma cataracte n'était pas assez
formée pour faire l'opération, je fus trouver Mme.
Tournois qui, dans l'espace de 15 jours, me rendit
la vue par le moyen du magnétisme animal, et me
magnétisant tous les jours et me mettant les yeux
dans un verre d'eau magnétisée où la cataracte
tombait par parcelles et des fois par gros morceaux.
J'ai lu hier soir une lettre à la lumière et sans
lunettes et les lettres les plus fines.

En foi de quoi, j'ai délivré le présent pour rendre
hommage à la vérité.

Nice, le 29 décembre 1840.

Signé NINA veuve RAYBAUD,
Baronne de la CUSINA.

Vu pour authenticité de la signature de Mme. Nina veuve
Raybaud, baronne de la Cusina.

Nice, le 29 décembre 1840.

Le premier Consul de la ville,
Signé D'ACHARDI.

Vu pour légalisation de la signature d'Achardi, premier
Consul de Nice.

Nice, le 30 décembre 1840.

Le Cavalier Intendant Général,
Signé GRANDI.

N. B. Madame Tournois a entre les mains les originaux des certificats qui précèdent, lesquels sont revêtus de toutes les signatures annoncées dans la présente brochure, et tient lesdits certificats à la disposition de ceux qui désireront les voir.

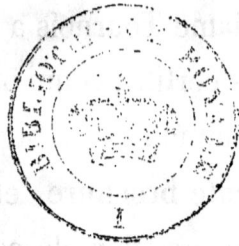